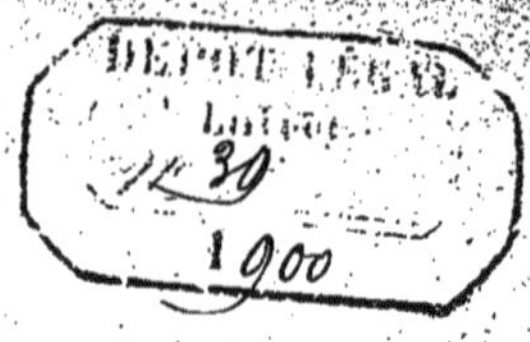

DES

TUMEURS DU PRÉPUCE

ÉTUDE CLINIQUE ET THÉRAPEUTIQUE

PAR

Le Docteur Louis HARDY
DE L'UNIVERSITÉ DE PARIS

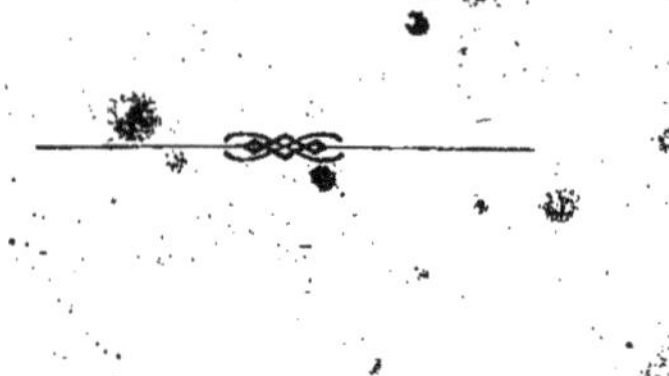

PARIS
VIGOT FRÈRES, ÉDITEURS
23, PLACE DE L'ÉCOLE-DE-MÉDECINE, 23
—
1900

DES

UMEURS DU PRÉPUCE

LINIQUE ET THÉRAPEUTIQUE

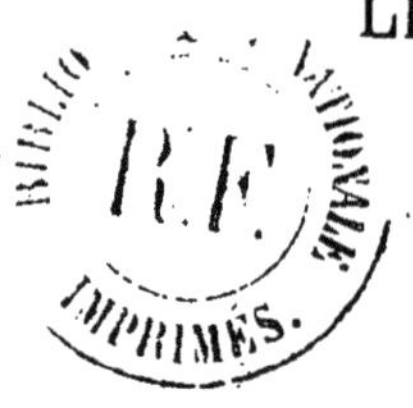

PAR

Le Docteur Louis HARDY

DE L'UNIVERSITÉ DE PARIS

PARIS

VIGOT FRÈRES, ÉDITEURS

23, PLACE DE L'ÉCOLE-DE-MÉDECINE, 23

—

1900

A MES AMIS

A MES MAITRES DANS LES HOPITAUX

AU DOCTEUR MAURICE PÉRAIRE

Ancien interne des Hôpitaux

A MON PRÉSIDENT DE THÈSE

MONSIEUR LE PROFESSEUR TERRIER

Professeur de clinique chirurgicale

Membre de l'Académie de Médecine

Officier de la Légion d'honneur

INTRODUCTION

Nous avons eu l'occasion d'observer à l'hôpital Bichat, dans le service de consultation de chirurgie de M. le docteur Péraire, un cas de kyste sébacé volumineux du prépuce. Nous avons assisté M. le docteur Péraire dans l'opération qu'il a fait subir au malade, et les pansements consécutifs que nous avons faits nous ont permis de suivre les phases de la guérison. Comme cette affection nous a paru assez rare dans cette région nous avons songé à réunir dans un travail les différents cas de kystes sébacés du prépuce épars dans la littérature française et dans la littérature étrangère, celle, tout au moins, qui nous était accessible. Nous avons ajouté une vue d'ensemble sur toutes les *tumeurs du prépuce* et nous avons essayé de réunir les éléments nécessaires au diagnostic et au traitement de ces tumeurs.

Mais avant de commencer notre travail, nous considérons comme un devoir d'adresser nos remerciements à tous ceux qui nous ont instruit ou conseillé pendant nos études médicales. Nous avons gardé le meilleur souvenir des quelques mois que nous avons passés à l'hôpital Laënnec, dans le service de M. le docteur Nicaise. Nous ne saurions manquer d'adresser un respectueux hommage à la mémoire de ce maître vénéré.

Que MM. Gérard-Marchant et P. Delbet, qui ont été successivement nos chefs croient, à toute notre reconnaissance. Que M. le professeur Proust veuille bien agréer l'expression de notre profonde gratitude pour nous avoir initié à la Clinique médicale.

Nous avons beaucoup profité aussi à l'hôpital Saint-Louis, dans le service de M. le docteur Richelot, et à l'hôpital Broussais, dans celui du docteur Gilbert. Qu'ils reçoivent ici nos plus sincères remerciements.

Nous remercions encore tous les autres maîtres dont nous avons été l'élève et en particulier MM. Bonnaire et Brindeau, pour les connaissances obstétricales que nous avons puisées près d'eux.

Nous devons une reconnaissance toute particulière à M. le docteur Péraire, qui s'est toujours montré si bienveillant à notre égard, et qui nous a fourni le sujet de cette thèse.

M. le professeur Terrier nous a fait l'honneur d'accepter la présidence de notre thèse : nous le prions d'agréer l'expression de notre respectueuse gratitude.

DIVISION

Nous ferons dans un premier chapitre l'anatomie de la région préputiale ; puis nous passerons en revue les différentes tumeurs que l'on peut rencontrer dans cette région, puis nous étudierons leur symptomatologie. Deux chapitres seront ensuite consacrés au diagnostic différentiel et au traitement de ces tumeurs. — Enfin nous réserverons pour un dernier chapitre toutes les observations de tumeurs préputiales que nous avons pu recueillir.

I

Anatomie

Le prépuce est un repli de la peau qui forme comme un manchon autour du gland. Arrivée à l'extrémité antérieure du pénis, la peau prend les caractères d'une muqueuse, se dirige en dedans et en arrière, jusqu'à un sillon appelé balano-préputial. C'est là qu'elle se réfléchit de nouveau, mais en avant pour tapisser le gland et se continuer avec la muqueuse uréthrale. Le prépuce comprend donc : 1° une surface cutanée se continuant avec la peau du pénis ou fourreau ; 2° une surface muqueuse qui se moule sur le gland et qui n'y adhère que par un repli médian appelé frein ou filet ; 3° il est limité en arrière par le sillon balano-préputial et ; 4° en avant par une circonférence libre, l'anneau ou l'orifice préputial.

La longueur du prépuce varie beaucoup suivant les sujets. Il peut déborder le gland en avant : c'est la disposition que l'on rencontre avant l'âge de la puberté. Il peut être réduit à un simple collier au niveau du sillon balano-préputial et, dans ce cas, le gland tout entier est toujours à découvert.

Le prépuce est ordinairement assez large pour permettre au gland de sortir de son enveloppe au moment de l'érection, et d'y rentrer de nouveau quand l'érection cesse. Le gland peut cependant être emprisonné dans un prépuce trop petit : c'est à cette disposition que l'on donne le nom de phimosis.

Au point de vue de sa structure, le prépuce comprend trois enveloppes qui en forment six après leur réflexion.

1° Une enveloppe formée par la peau ;

2° Une enveloppe musculaire (muscle péripénien de Sappey), qui est formé de fibres lisses circulaires plus ou moins parallèles entre elles ;

3° Une couche celluleuse, très lâche, dépourvue de graisse.

Ces trois couches s'avançant plus ou moins au delà du gland, se réfléchissent et viennent s'insérer au niveau de la couronne. Ainsi formé, le prépuce comprend six couches : les deux couches celluleuses, qui par le fait de leur réflexion se trouvent en contact, sont adhérentes chacune à sa couche musculaire, de telle sorte que lorsqu'on tire le prépuce en arrière, elles glissent l'une sur l'autre. Les deux couches musculaires forment une sorte de sphincter qui va s'attacher en arrière du gland et constitue à ce niveau le frein du prépuce. La couche externe est formée par la peau, la couche interne par une muqueuse dermoïde à épithélium pavimenteux stratifié. Cette dernière couche renferme des follicules qui sécrètent une substance caséeuse destinée à lubréfier le gland : ce sont les glandes préputiales ou de Tyson que plusieurs anatomistes considèrent à tort comme situées sur la couronne du gland. C'est l'oblitération de ces follicules qui contribue à former les kystes sébacés du prépuce dont nous parlerons tout à l'heure.

Les vaisseaux du prépuce sont artériels, veineux et lymphatiques. Les artères viennent des honteuses externes, branches du fémorale. Disposées en ramuscules elles forment un cercle complet et en s'anastomosant, dessinent un réseau pénétrant la surface cutanée du prépuce. Les artères se rendant à la muqueuse, viennent de la honteuse interne; elles se disposent en rameaux de plus en plus petits et s'épuisent dans cette muqueuse.

Les veines du prépuce sont nombreuses. Celles de la partie antérieure viennent pour la plupart se rendre dans la veine dorsale de la verge par une série de fines branches en arcades formant un riche plexus. Les veines de la partie postérieure du prépuce se rendent dans les parties correspondantes de la verge et là se jettent en partie dans la veine honteuse interne, en partie dans les plexus uréthraux, prostatiques et vésicaux.

Les vaisseaux lymphatiques sont nombreux et aujourd'hui bien étudiés. Avec ceux du gland, ils viennent converger en un seul ou en deux troncs situés, comme la veine dorsale, sur la face supérieure des corps caverneux. Quand il n'y a qu'un seul tronc, parvenu au niveau du ligament suspenseur, tantôt il se divise en deux branches, dont l'une se porte à droite et l'autre à gauche pour aboutir aux ganglions inguinaux, superficiels et supérieurs. Ces lymphatiques se rendent aussi dans les ganglions situés autour de l'embouchure de la saphène interne.

Les nerfs viennent du honteux interne. Après s'être distribués sous le prépuce ils se rendent à la muqueuse du gland.

Quelques filets sont aussi fournis par la branche ilio-scrotale.

La richesse en vaisseaux lymphatiques de la région préputiale explique la rapidité avec laquelle l'œdème se produit, sous l'influence de la moindre écorchure, dans son tissu cellulaire à mailles lâches. Elle explique comment les micro-organismes sont transportés dans les ganglions inguinaux et déterminent des adénites lorsqu'une ulcération septique vénérienne ou non existe sur le prépuce.

II

Classification des tumeurs préputiales.

On peut diviser les tumeurs du prépuce en tumeurs liquides et tumeurs solides. Les tumeurs liquides sont constituées par les varices des veines et les varices des lymphatiques.

Varices des veines. — Si l'on n'a jamais observé d'anévrysme développé dans le prépuce, on connaît quelques cas de varices des veines du prépuce. Elles ont été du reste peu étudiées, car elles ne sont qu'une gêne bien minime pour le malade et ne troublent en rien les fonctions de l'organe.

Demarquay a vu un beau cas de varices du prépuce chez un individu atteint de végétations balano-préputiales. C'étaient de gros cordons bleuâtres qui sillonnaient la peau et la muqueuse, et qui par place, présentaient de petits renflements ; l'ablation des végétations les fit diminuer de volume, sans les faire disparaître complètement (1).

Varices lymphatiques. — C'est Beau qui les signale pour la première fois. La muqueuse du prépuce est leur siège préféré. Voici la description, qui en a été donnée par

(1) *Maladies chirurgicales du pénis.* DEMARQUAY. Paris, 1877, p. 312.

Beau (1). « En rétractant la peau en arrière, on distingue alors de petits cordons arrondis, moniliformes quelquefois, de 2 à 3 millimètres de diamètre, et longs de 2 à 3 centimètres, se dirigeant d'avant en arrière, pour aller se perdre dans la profondeur vers le milieu de la face dorsale du pénis. Si on les pique, ils laissent écouler un liquide séreux, incolore... » Cette affection n'apporte qu'un peu de gêne douloureuse pendant le coït.

Beau avait pensé que les varices lymphatiques étaient dues à un froissement du prépuce pendant la copulation. Cependant, dans un cas publié par Trélat à la Société de Chirurgie en 1869, c'est à un traumatisme de la verge, à une forte pression contre le coin d'une table qu'il faut attribuer la production de varices lymphatiques qui se manifestèrent d'ailleurs immédiatement après l'accident.

Voici comment Beau les traitait : il les traversait d'un fil de soie qu'il laissait en place trois à quatre heures et qu'il enlevait ensuite. Il se produisait, de la sorte, une oblitération inflammatoire des cordons qui disparaissaient complètement en quelques mois. Ricord, dans un cas, a incisé les varices avec des ciseaux courbes et il a suffi à Huguier, d'inciser les vaisseaax dilatés à leurs deux extrémités.

A la suite de cette opération il y eut un peu d'œdème et d'inflammation du prépuce, mais tout cela guérit rapidement.

Kystes sébacés. — C'est surtout chez les enfants qu'on les a observés et c'est dans les glandes préputiales qu'ils

(1) *Revue médico-chirurgicale.* Beau. Paris. 1851. p. 22 et suivantes.

semblent se développer de préférence ainsi que l'a montré Fano.

Dans les deux cas de Fano (1) il s'agissait de kystes sous préputiaux chez des enfants de deux et trois ans. Chez ce dernier il y avait six tumeurs variant du volume d'un grain de millet à celui d'un haricot.

Nous rapportons plus loin ces deux observations, qui feront bien connaître les particularités de ce genre de kyste. L'étude histologique du prépuce nous renseigne sur leur mode de formation. Nous avons vu en effet précédemment la structure de la couche interne ou muqueuse du prépuce. Cette muqueuse renferme des follicules qui sécrètent une substance caséeuse destinée à lubréfier le gland. Ce sont les glandes préputiales ou de Tyson. Ces follicules s'ouvrent par un orifice dans la cavité du prépuce. Si l'ouverture s'oblitère le produit secrété s'accumule dans le follicule qui est progressivement distendu et finit par former une saillie plus ou moins apparente à l'extérieur du prépuce. De là la production d'un véritable kyste sébacé. C'est une tumeur dont le volume varie depuis celui d'un grain de millet à une noisette, bien circonscrite, arrondie, mobile en tous sens, rénitente, sans adhérence avec la peau du prépuce qui glisse sur elle. Vers la circonférence libre du prépuce où la peau est mince, ces petites tumeurs ont parfois un aspect blanchâtre qui révèle la présence de la matière sébacée dans leur intérieur.

Fano a conseillé de ces kystes un traitement assez compliqué. « Lorsque ces productions morbides, dit-il, ont un

(1) Fano. *Gaz. des Hôp.*, p. 488, Paris, 1867.

« très petit volume, il suffit de les ponctionner avec une « lancette, d'en évacuer le contenu et de cautériser le fond « de la poche avec un crayon de pierre infernale. Sont « elles plus volumineuses ? il faut les ouvrir largement, les « cautériser et chercher à obtenir une cicatrisation du fond « vers la surface, ce qui est parfois difficile et nécessite des « débridements ultérieurs » (1). W. Fergusson préfère disséquer le kyste, l'énucléer en respectant la peau et la muqueuse (2). Il nous paraît préférable d'enlever la tumeur en faisant une circoncision ou de la pédiculiser et d'agir comme le recommande M. le docteur Péraire dans l'observation que nous rapportons plus loin (3).

Végétations. — C'est au niveau de la base du gland et du sillon balano-préputial que se développent le plus fréquemment les végétations ou condylomes. Ce sont de petits papillomes qui se développent aux dépens de l'épithélium et de la muqueuse préputiale. Ils sont tantôt de la forme d'une pointe, de la grosseur de celle d'une grosse épingle, généralement blanche, parfois rouge et résistante.

Lorsque la végétation reste ainsi isolée elle acquiert rarement de grandes dimensions. Il peut en exister plusieurs, isolées et disséminées çà et là. Mais la végétation peut avoir un mode de développement plus compliqué.

On voit alors se produire sur un point de la muqueuse du prépuce une tache rouge qui se hérisse de petites éle-

(1) Fano. *Loc. cit.*

(2) John Ashhurst. *Encyclopédie internationale de chirurgie*, t. VII.

(3) M. Péraire. *Bull. de la Soc. Anat. de Paris*, t. XI, mars-avril 1897, p. 318.

vures ; ces dernières en s'accroissant constituent des agglomérations plus ou moins étendues.

Quelquefois tout le prépuce est recouvert de ces végétations qui forment une masse considérable ; un liquide siro-purulent irrite les parties voisines. En cas de tumeur cachée par un phimosis, cet écoulement peut faire songer à une production maligne, d'autant plus que les fragments de néoplasme gangrénés viennent déverser encore dans la cavité préputiale une sécrétion ichoreuse infecte.

Le développement de ces végétations est très rapide, surtout dans les formes confluentes. Souvent leur poussée se fait sans aucune cause appréciable ; d'autres fois elle reconnaît comme cause première une balano-posthite, des chancres, une blennorrhagie, la malpropreté, des plaques muqueuses, des pustules d'eczéma ou d'herpès.

Cornes. — Elles ont été trouvées implantées surtout au niveau du sillon balano-préputial. Elles sont constituées par une série de cornets épidermiques emboîtés les uns dans les autres comme des cornets de papier. Elles semblent se développer à la façon des ongles et des poils. Leur nombre est variable.

Demarquay (1) a rapporté un cas de cornes multiples. Il y en avait trois implantées près du sillon sur la muqueuse préputiale. Leur accroissement est plus au moins rapide. Chez un garde forestier dont Caron a rapporté l'histoire (2) la production avait débuté deux ans auparavant. Quand on l'enleva elle mesurait 15 à 18 millimètres de longueur. Elles

(1) *Maladies chirurgicales du pénis*. DEMARQUAY, Paris, 1877, p. 353.

(2) *Bul. de la Soc. Anat. de Paris*, 1854, p. 285.

ne produisent à l'état de flaccidité ou d'érection aucune douleur mais elles entravent le coït. Leur pronostic est donc bénin en général et ne devient grave que pour l'accomplissement des fonctions sexuelles lorsque la corne atteint un certain volume. Ces cornes ont été vues à tous les âges de la vie. Le forestier de Caron avait 45 ans. Un malade de Jevoelt avait 22 ans (1).

Cancer. — Celui que l'on rencontre le plus fréquemment est l'épithélioma pavimenteux lobulé, papillaire ou non. Kaufmann (2) admet même que tous les cancers du prépuce sont des épithéliomes. Il paraît cependant exister quelques observations de carcinomes.

Le carcinome est alvéolaire ou encépholoïde. D'après Busch, Hirchfeld (3), on y verrait surtout le carcinome granuleux de Waldeyer avec une grande tendance à l'ulcération. Quant au sarcome on ne l'a jamais vu envahir primitivement le prépuce. Dans le cas de Kocher (4) la tumeur primitive occupait les testicules.

Demarquay (5) a dressé une statistique des localisations les plus fréquentes du cancer de la verge. Il ressort de ce tableau que le prépuce est après le gland le plus souvent atteint.

(1) *Encyclopédie internationale de chirurgie.* JOHN ASHHURST, t. VII, p. 288.

(2) *Deutche chirurgie von Luecke und Billrolh,* Bd III zfg, p. 266, Berlin 1886.

(3) ASHHURST. *loc, cit.* p. 290.

(4) *Deustche chirurgie von Luecke und Billroth.* Lfy, 50, b. p. 28.

(5) DEMARQUAY. *loc. cit.*

L'épithélioma débute presque toujours par la muqueuse du prépuce sous la forme d'une gerçure ou d'une petite verrue qui s'ulcère, ou végéte et s'ulcère ensuite pour envahir tout autour. Lorsqu'il débute par la peau c'est absolument de la même façon.

Le cancer une fois établi s'étend en surface et en profondeur. Le cancer limité au prépuce s'étend plutôt en surface. La gaîne fibreuse des corps caverneux leur oppose comme une sorte de barrière qu'il finit néanmoins par franchir.

Les cancers envahissant en même temps le prépuce et le gland, gagnent plus facilement en profondeur que les précédents. Neuf fois sur dix ce sont des épithéliomes lobulés papillaires. Ils envahissent les corps caverneux par continuité.

Les ganglions auxquels se rendent les lymphatiques des parties affectées se prennent plus ou moins rapidement. Ce sont les ganglions inguinaux de l'un ou des deux côtés qui s'engorgent, deviennent durs, adhérents à la peau et s'ulcèrent tout comme la tumeur initiale. Il est à noter que parfois une petite ulcération provoque une adénopathie considérable, tandis que des lésions plus avancées laissent indemnes les ganglions lymphatiques. La généralisation se fait dans les poumons, le cœur, le foie, les reins, la rate, la plèvre.

C'est de 40 à 70 ans que se développe le plus fréquemment le cancer du prépuce. L'influence de l'hérédité paraît douteuse, mais ce qui est une cause prédisposante plus certaine est l'existence d'un phimosis congénital ou accidentel. On a signalé la syphilis, les traumatismes, les irritations répétées du prépuce. Le cas le plus remarquable dû à cette dernière cause a été observé par Dupuytren. Nous en rapportons les détails dans l'observation XVI (1).

Le cancer débute de la façon que nous avons indiquée et on trouve dans le repli préputial un noyau induré d'abord indolent, qui s'étend dans le prépuce, le rend rigide et épaissi ce qui empêche son dédoublement en arrière. Puis apparaissent des ulcérations qui prennent tous les caractères des ulcérations cancéreuses avec bourgeonnement, sécrétion d'un ichor fétide ; hémorrhagie sous l'influence du moindre attouchement. Du prépuce le cancer envahit le fourreau ou le gland ou les deux à la fois. Peu douloureux au début, il le devient à mesure que les lésions progressent. La santé de l'individu est profondement touchée ; il pâlit, s'affaiblit, perd l'appétit, et pour peu qu'on n'y porte pas remède, la cachexie s'installe avec tout son cortège de symptômes et la mort comme terminaison fatale.

Les cancers ulcéreux évoluent plus vite que les cancers végétants. D'après Demarquay (2) la durée des premiers ne dépasserait jamais 25 mois tandis qu'elle serait pour les seconds de trois ans environ.

Le pronostic est grave. Toutefois il faut distinguer entre les diverses formes. Le carcinome proprement dit conduirait fatalement à la généralisation et à la mort ; les cancroïdes, au contraire, donnent après l'ablation une longue survie.

(1) In Demarquay. *Maladie chir. du pénis.* Paris 1897, p. 392.
(2) *Loc. cit.* p. 385.

III

Symptomatologie.

Les tumeurs du prépuce se caractérisent : 1° par des *symptômes physiques* et 2° par des *symptômes fonctionnels* :

1° *Symptômes physiques.* — D'abord apparaît une saillie pouvant être située à la portion supérieure, à la portion inférieure ou bien sur les parties latérales du prépuce. Généralement c'est à la portion préputiale inférieure que les tumeurs ont été le plus souvent observées.

La saillie est du volume d'un pois ou d'une lentille tout d'abord ; elle grossit lentement et peut atteindre le volume d'une grosse noix, comme dans l'observation de Péraire (page 30, obs. I). La forme est arrondie s'il s'agit d'un kyste sébacé ou d'un kyste dermoïde. Au contraire la forme est ovalaire, allongée transversalement si l'on a affaire à des varices des veines. Ce sont de petits cordons moniliformes si ce sont des varices lymphatiques. Elles sont en forme de crêtes de coq s'il s'agit de végétations et dans ce cas elles sont le plus souvent multiples. Leur consistance est variable suivant la variété de tumeurs que l'on observe. Élastique, s'il s'agit de kystes sébacés, elle est fluctuante si ce kyste suppure ; elle est mollasse, gardant l'empreinte du doigt en godet, si l'on a affaire aux kystes dermoïdes. En cas de cornes du prépuce la consistance est dure, il en est de même si l'on traite un squirrhe de cette région ; dans le cas d'épithélioma, au contraire, on a la sensation de bourgeons passablement mous ; dans le cas de lipome, on sent plusieurs lobulations sous le doigt surtout si le volume de la tumeur permet une exploration suffisante. Le caractère des kystes sébacés est de faire plus ou moins corps avec la face profonde du derme.

Lorsqu'il existe une ulcération sur la tumeur préputiale, il n'est pas rare de voir rapidement les ganglions inguinaux ou cruraux envahis. Il en sera de même lorsqu'un kyste sébacé ou dermoïde du prépuce s'enflammera. Les végétations du prépuce, à cause de leur friabilité, de leur tendance à s'écouler fréquemment, s'accompagnent d'adénites inguinales. Le fait a été généralement observé.

Nous noterons parmi les complications des tumeurs ulcérées, les hémorrhagies pouvant se produire, en assez grande abondance par suite de la marche, des mouvements ou du frottement des vêtements.

2° *Symptômes fonctionnels.* — Les tumeurs du prépuce sont indolores.

Nous n'en exceptons que le cancer qui s'accompagne de douleurs vives consécutivement au développement de la tumeur, douleurs s'irradiant vers le scrotum, vers les aines et souvent dans la région lombaire. Si les tumeurs bénignes du prépuce s'enflamment, elles deviennent alors douloureuses ; la peau qui les recouvre devient rouge, chaude, s'œdématie et les tumeurs donnent lieu à des élancements.

En tout cas, en dehors de ces complications, les malades atteints de tumeurs bénignes préputiales ne se plaignent généralement que d'un peu de gêne, de pesanteur, et ne sont nullement incommodés pour vaquer à leurs occupations, pour marcher et pour uriner.

Les symptômes fonctionnels sont à peu près nuls à moins que la tumeur ne prenne un volume considérable. Dans ce cas, il y aura de la difficulté et même de l'impossibilité de pratiquer le coït, les érections seront douloureuses et incomplètes.

Dans d'autres cas, le malade s'accommode assez bien de sa tumeur, et nous avons cité le cas de Peraire ; son malade atteint d'une tumeur préputiale du volume d'une grosse noix, n'était nullement gêné dans l'accomplissement de cette fonction physiologique.

Lorsque la tumeur est papillomateuse, les risques de contamination devront faire conseiller aux malades de faire cesser tout rapport entre la femme et l'homme. Il en sera de même si l'on est appelé en consultation pour une tumeur cancéreuse ou sarcomateuse, bien que ce dernier cas soit tout à fait rare.

IV

Diagnostic différentiel.

Les varices des veines ou les varices lymphatiques du prépuce sont très rares. On ne peut méconnaître ces gros cordons bleuâtres qui sillonnent la peau et la muqueuse du prépuce et qui ont été signalés par Demarquay (1). Leur diagnostic est aussi facile que celui des varices lymphatiques que l'on observe sous forme de petits cordons arrondis, moniliformes, laissant écouler si on les pique, un liquide séreux incolore et que Beau (2) a bien décrites.

Les kystes sébacés se rencontrent au prépuce comme dans toutes les régions qui présentent des glandes sébacées. Leur nombre est généralement multiple, leur volume est alors peu considérable (3) ; parfois solitaires ils atteignent alors un plus grand développement (4). Leur apparition n'a lieu que très rarement à la naissance. Nous en rapportons cependant un cas (5). En ce qui concerne leur consistance

(1) *Maladies chirurgicales du pénis*. Demarquay, Paris, 1877, p. 312.

(2) *Revue médico-chirurgicale*. Beau. Paris, 1851. p. 22.

(3) Obs. VI. Fano. *Gaz. des Hôp.* t. XXXX, p. 488, Paris, 1867.

(4) Obs. I. M. Peraire. *Bull. de la Soc. Anat. de Paris*, fasc. nº 8. p. 317.

(5) Obs. III Lannelongue et Achard. *Traité des Kystes congénitaux*. Paris 1886, p. 167.

ils offrent des nuances très diverses ; les plus petits sont fermes, les plus gros mous, pâteux, fluctuents. Ils adhèrent toujours plus ou moins à la peau, tandis qu'ils sont très mobiles sur les parties profondes. En cherchant avec beaucoup de soins, on trouve presque constamment sur leur surface un point noir déprimé, qui sous l'influence d'une pression légère, laisse parfois s'échapper la matière caractéristique.

Les kystes sébacés diffèrent donc des kystes dermoïdes, par leur rareté à la naissance, leur siège superficiel, leurs adhérences à la peau et leur parfaite mobilité sur les tissus sous-jacents. De plus, ils sont généralement multiples et il serait tout à fait exceptionnel de les rencontrer au siège des kystes dermoïdes, au-dessus du raphé scrotal.

Les tumeurs malignes ont une apparition tardive. Elles augmentent rapidement de volume, infiltrent la peau qui les recouvre, s'étendent en largeur, puis en profondeur. Elles adhèrent fortement aux tissus voisins et s'ulcèrent bientôt. Toutefois, il faut distinguer entre l'épithélioma du prépuce et le carcinome proprement dit, plus rare d'ailleurs. Le premier marche moins rapidement et ne se généralise pas aux viscères ; le second est beaucoup plus grave et se généralise aux poumons. Tous deux produisent une sécrétion sanieuse nauséabonde, infecte. La mobilité de ces tumeurs est nulle, de plus, elles sont le siège de phénomènes très douloureux. Elles produisent un engorgement des ganglions qui reçoivent les lymphatiques de la région et elles influencent très vite l'état général.

Les kystes dermoïdes, eux, ont une apparition précoce avec évolution très lente. Même suppurés ils ne retentissent pas sur l'état général et conservent leur aspect en chapelet.

Nous n'avons parlé dans notre étude clinique ni du lipome ni du fibrome qui ne sont signalés dans le Dictionnaire de Dechambre que comme des exceptions. Ajoutons toutefois que le lipome est bien rarement congénital. Il apparaît de 30 à 50 ans, son volume est variable et son siège superficiel. Il n'adhère pas à la peau mais à la longue il la distend et elle se pigmente. La consistance est molle dans le lipome, plus dure, élastique s'il s'agit d'un fibrome. Il ne présente jamais la forme allongé d'un kyste dermoïde et il est le plus souvent possible d'apprécier son état lobulé caractéristique.

Les gommes syphilitiques sont rares à la verge. Leur constatation sur une partie du corps autre que la région ano-génitale, mettra sur la voie du diagnostic. Elles naissent et évoluent sans provoquer de douleurs. Leur volume peut égaler celui d'un œuf de poule. Elles peuvent disparaître en fondant, ou bien envahir la peau, l'ulcérer et laisser s'écouler au dehors leur contenu analogue à une solution de gomme. Pour les distinguer plus sûrement des kystes, on cherchera les stigmates des lésions syphilitiques antérieures ou concomitantes, les cicatrices étoilées, on aura enfin à sa disposition une véritable pierre de touche, l'emploi de l'iodure de potassium.

L'abcès froid si fréquent dans la jeunesse est une véritable rareté au prépuce. Sa consistance ferme au début est pâteuse lors du ramollissement; celle du kyste sébacé est toujours molasse. La marche est plus rapide que celle de ce dernier, et ses limites moins nettes. La douleur fait le plus souvent défaut dans l'abcès à marche lente, mais parfois elle est vive, lancinante, augmentée ou reveillée par la plus légère pression. Le kyste n'est le siège d'aucune douleur, il ne cause jamais de fièvre hectique et n'est pas accompagné d'engorgement ganglionnaire comme l'abcès froid.

Quand un kyste s'enflamme et présente tous les caractères d'un abcès chaud, pour l'en distinguer il faut rechercher le mode de début et surtout l'étiologie. Si l'histoire ou l'examen du malade ne décèlent par une origine assez précise pour établir le diagnostic, il reste un autre moyen de distinguer l'abcès spontané du kyste en suppuration. Dans le premier cas le symptôme initial est la douleur. Ce n'est qu'après elle que survient le gonflement, la tumeur. Dans le second cas ce qui frappe le malade c'est la présence d'une grosseur, la douleur n'arrive que plus tard.

L'abcès urineux s'observe chez les gens d'un certain âge dont le canal est rétréci. Il forme une masse unique et non pas une série de petites bosselures. Il cause des frissons et une élévation de température. L'inflammation et la suppuration d'un kyste ne déterminent pas de semblables accidents. Ces caractères que présentent également les abcès péri-uréthraux suffisent à distinguer ces tumeurs des kystes sébacés dont elles n'ont pas l'aspect ni la lointaine apparition.

Nous ne parlons pas du diagnostic des végétations ou condylomes et des cornes du prépuce qui s'impose de lui-même. La description que nous en avons donnée suffit à les faire reconnaître.

V

Traitement

Nous avons indiqué au chapitre II les différents traitements proposés contre les varices des veines et les varices lymphatiques. Nous n'y reviendrons pas.

Pour les tumeurs malignes l'intervention chirurgicale est la règle. Lorsque le cancer est encore limité au prépuce et que les corps caverneux sont intacts, il est indiqué de faire soit la circoncision pour extirper le mal, soit l'ablation du prépuce et d'une partie du fourreau. Si au contraire la maladie est très avancée, qu'il y a lieu de craindre une propagation aux parties profondes, il faudra songer à l'amputation du pénis, ou mieux à l'extirpation totale de la verge. Plus on dépasse la limite du mal, et plus on opère tôt, moins on a de chances de récidives.

Pour les kystes il suffit de donner en quelques lignes les indications et les divers procédés opératoires préconisés contre eux.

Indications. — Quand se pose l'indication d'un traitement à diriger contre ces kystes ? C'est là une question qui aurait mérité jadis une discussion approfondie et qu'aujourd'hui on peut résoudre en deux mots : Intervention à toutes les périodes.

A la période indolente, l'intervention est indiquée quoi qu'on en ait dit. On se souviendra que si les kystes n'ont d'autres inconvénients que les difformités qu'ils entraînent, ils n'en sont pas moins aptes, comme les autres tissus de l'organisme, à subir la dégénérescence pathologique et à devenir le lieu de formation de néoplasmes.

Aux périodes d'accroissement et de fistules, l'intervention est indiquée *a fortiori* et c'est généralement par une opération des plus simples qu'on pourra guérir son malade.

Procédés opératoires. — Quelles sont les méthodes à employer ? Elles étaient multiples autrefois. Deux seulement subsistent aujourd'hui : l'incision et l'excision.

1° *Incision.* — Si cette méthode d'intervention n'a pas d'indications bien précises, si elle tend de plus en plus à perdre du terrain, on ne devra pas néanmoins l'abandonner. On la réservera aux kystes suppurés et aux fistules consécutives. Dans tous ces cas l'incision de la poche ou des trajets sera aussi étendue que possible pour bien mettre à jour, laisser se modifier par bourgeonnements et se réunir par seconde intention une cavité kystique dont la paroi doit s'éliminer ou se détruire pour amener la guérison ;

Elle doit être complète ; il faut s'assurer qu'il ne reste aucun fragment du kyste au fond de la plaie, par crainte de la récidive.

2° *Extirpation.* — C'est réellement la méthode de choix. Elle seule met à l'abri de la récidive et débarrasse en quelques jours le malade d'une lésion sinon grave, du moins incommode.

Elle sera faite aussi complète que possible. Elle sera suivie de la suture soigneusement faite. Un pansement aseptique sera ensuite appliqué.

Si l'ablation de la tumeur a été largement faite et s'il ne reste pas suffisamment de tissus sains pour combler la surface cruentée, on aura recours consécutivement aux greffes de Thiersch.

OBSERVATIONS

OBSERVATION I

Tumeur du prépuce. — Ablation. — Guérison.

(Maurice Péraire. *Bulletin de la Société anatomique*, mars-avril 1897, fasc. 408, p. 317.

Le nommé F..., Léon, 40 ans, menuisier, né à Versigny (Aisne), se présente le 1er avril 1897, à la consultation chirurgicale de l'hôpital Bichat. Ce malade porte sur la partie inférieure du prépuce une tumeur arrondie, du volume d'une grosse noix (fig. 1 et 2).

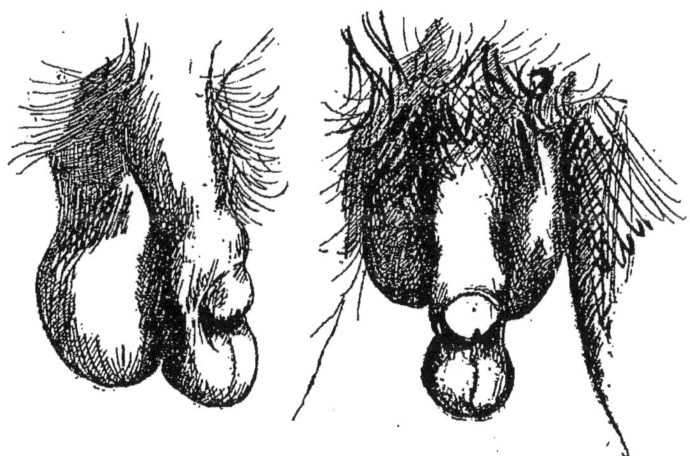

Fig. 1. Fig. 2.

Au toucher, cette tumeur est rénitente, paraissant soulevée par un liquide épais. Elle n'est nullement transparente ; elle ne présente ni bosselure, ni nodosités. La peau, souple, glisse sur elle sur toute son étendue ; cette peau est rouge à la portion la plus inférieure de la tumeur et sur sa face postérieure ; elle est parsemée de squames épidermiques blanchâtres, dues sans doute à des applications médicamenteuses. Le pédicule de la tumeur est formé par les replis préputiaux, et présente une largeur de trois centimètres. A la partie médiane de ce pédicule, se trouve une bride verticale saillante, qui est une expansion du frein, et qui présente une longueur de deux centimètres et demi. Cette bride verticale divise le pédicule en deux loges comparables à deux nids de pigeons. La loge droite n'offre rien de particulier. La loge gauche, au contraire, présente trois rainures appréciables à l'état de flaccidité normale de la verge, et augmentant par la tension du prépuce sous l'influence de la traction de la tumeur.

La peau qui recouvre la tumeur, ainsi que celle du pédicule, sont sillonnées de veinules bleuâtres assez apparentes.

Le malade est porteur de cette tumeur depuis sa naissance. Elle était du volume d'un pois, puis avait augmenté de volume et était devenue, en 1894. grosse comme une noisette. Depuis 1896, son volume s'est accru progressivement, et on peut la comparer actuellement à une grosse noix. Depuis six mois, elle est restée absolument à l'état stationnaire. La peau qui la recouvre est sujette à s'excorier, surtout sous l'influence du coït ; il y a cinq jours, elle fut le siège de démangeaisons si vives, que le malade appliqua sur elle une pommade camphrée ; c'est depuis ce moment qu'il a remarqué la desquamation de cette surface cutanée.

Le malade est marié ; il a deux enfants.

Il ne présente aucune tare héréditaire ni acquise.

Dans sa famille, personne n'a eu de tumeur comparable à celle qu'il présente.

Il est robuste, bien constitué, et n'a eu comme maladie antérieure que quelques douleurs articulaires survenues il y a quatre ans, qui ne l'obligèrent pas à s'aliter, et pour lesquelles il fut soigné à la consultation médicale de Bichat. La tumeur n'augmente pas de volume pendant l'érection ; mais elle le gêne considérablement dans l'accomplissement de ses devoirs conjugaux ; et c'est pour cela surtout qu'il demande à en être débarrassé.

Toutes les précautions aseptiques habituellement prises, j'anesthésie le pédicule de la tumeur avec la solution de cocaïne à 1 0/0, et j'enlève la tumeur sans toucher à la peau qui la recouvre. Un surjet au fil de soie est appliqué sur les lambeaux préputiaux, et un pansement à la gaze stérilisée constitue tout le pansement.

Le malade est revu les jours suivants. La guérison est complète le 8 avril ; mais par précaution, les points de suture ne seront enlevés que dans deux jours.

Réflexions. — C'est cette tumeur du prépuce que j'ai l'honneur de présenter à la Société anatomique. L'examen histologique, confié à M. le docteur Pilliet sera donné ultérieurement.

Avant toute chose, j'ai tenu à insister sur la rareté de ces tumeurs. Macroscopiquement celle-ci ressemble à un kyste soit sébacé soit dermoïde. Le professeur Terrier à qui j'ai eu l'occasion de la montrer hier soir pencherait vers cette dernière hypothèse.

Il a observé des kystes dermoïdes du raphé scrotal, mais n'en a jamais vus au niveau du prépuce. Dans le Dictionnaire de Dechambre, les fibromes et les lipomes du pénis sont signalés comme des exceptions. Dans le Traité d'anatomie pathologique de Cruveilhier, t. III. p. 334, il est question d'une tumeur trouvée sur la verge d'un cadavre ; elle avait le volume et la forme d'un petit œuf de poule : La peau ayant été incisée, ou vit un kyste formé dans le tissu cellulaire lâche qui se trouve entre les membranes cutanée et muqueuse du prépuce.

La matière contenue, qui était solide, put s'enlever en masse. Elle était recouverte par une couche blanche et grasse qui avait l'odeur de l'humeur sébacée que fournissent les follicules du gland. « Il est infiniment probable, ajoute

Cruveilhier, que ce kyste avait son siège, non dans un follicule sébacé de la peau, mais dans un de ceux du feuillet mi-cutané, mi-muqueux qui constitue la membrane interne du prépuce ». La même opinion a été exprimé par Fano (*Gaz. des Hôp.* 1867), qui a relaté deux observations de kystes sébacés sous-préputiaux. Dans ces deux cas, il s'agissait d'enfants de trois ans et de vingt-six mois ; chez ce dernier, il n'existait pas moins de six tumeurs dont le volume variait de celui d'un grain de millet à celui d'un haricot.

L'examen microscopique a été fait par le docteur A. Pilliet et inséré dans les Bulletins de la Société anatomique de Paris, en mai 1897, sous ce titre ? *Kyste sébacé du prépuce*, par le docteur Maurice Péraire. (*Bul. de la Soc. Anat. de Paris*, mai 1897, p. 423).

J'ai donné le mois dernier la relation clinique d'une tumeur du prépuce..... Voici l'examen microscopique de cette tumeur que je dois à l'obligeance de mon excellent ami le docteur A. Pilliet, chef du laboratoire de clinique chirurgicale de la Charité.

La structure de ce kyste est simple (fig. 3). La paroi épithéliale interne forme une ligne continue régulière, qui n'est soulevée par aucune papille. Elle est composée de cellules polyédriques, sur cinq à sept couches suivant les points. Les plus superficielles sont applaties, mais sans transformation cornée, et beaucoup conservent leur noyau en même temps que le cytoplasma se charge de graisse. C'est leur desquamation qui constitue la masse sébacée incluse.

Le chorion est régulier, parcouru de vaisseaux nombreux, sans trace d'inflammation.

La peau, dont le kyste est séparé par une couche de tissu

cellulaire lâche, présente son épithélium ordinaire avec les différentes couches distinctes, sans transformation cornée et par conséquent sans éléidine. Les papilles du derme sont lâches et très chargées de petites cellules rondes qui dénotent un véritable processus inflammatoire. Le chorion sous-

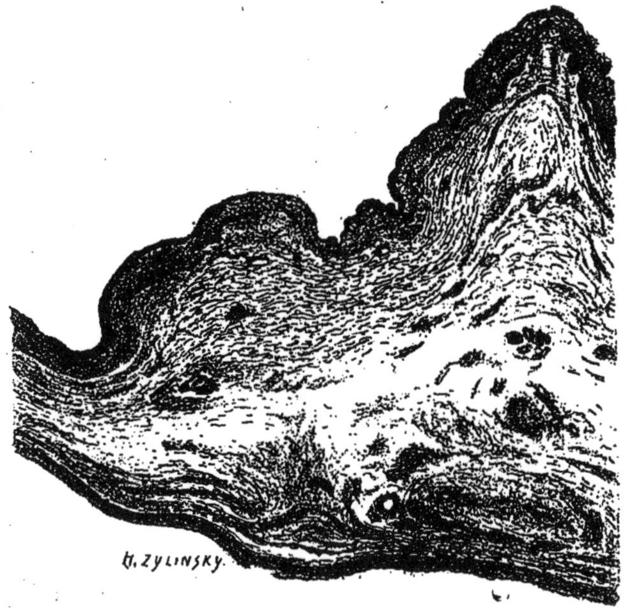

Fig. 3.

jacent est très riche en fibres élastiques et contient quelques faisceaux de fibres musculaires lisses. Il n'est pas enflammé.

On ne constate nulle part la présence d'enfoncements, de cryptes ou de glandes de Tyson.

En résumé : Kyste sébacé simple du prépuce. En raison de l'inflammation du derme, il faut peut-être penser à une inclusion traumatique épithéliale.

Voici une autre observation de kyste sébacé du prépuce.

OBSERVATION II

On cysts of the prepuce and raphé, with on illustrative case.
By Geo, Henry Edington, Glasgow.

Willie D..., âgé d'un an, fut apporté au Dispensaire Central le 27 octobre 1897, parce qu'il était atteint de phimosis accompagné d'une petite loupe à l'extrémité distale du prépuce. Cette loupe avait été observée lorsque l'enfant avait trois mois et avait augmenté de taille jusqu'au moment où il avait atteint l'âge de six mois. Depuis lors aucun changement dans la dimension n'avait été noté. Il était établi cependant qu'après avoir cessé de s'élargir, l'enflure était devenue plus dure qu'au début de l'observation.

Le prépuce qui était long, présentait à l'examen une enflure sphérique sur la surface inférieure du bord libre, avec l'antéro-postérieur vertical méridien correspondant au raphé. La peau sur la surface supérieure de l'enflure était apparemment très amincie, et il y avait quelque translucidité apparente quoique celle-ci ne fut pas attestée avec la lumière artificielle. Au palper, il y avait quelque tension, mais l'impression recueillie fut que nous avions à faire à un kyste, probablement sébacé, et non à une tumeur solide. L'excroissance était purement préputiale dans ses attaches, et remuait librement avec le prépuce, étant sans attache avec le gland. L'orifice préputial était contracté de telle sorte que le gland ne pouvait pas être découvert, mais le kyste ne prenait pas part à l'empêchement de la rétraction du prépuce. A part cela, l'enfant était bien conformé ; il était petit pour son âge.

La circoncision fut pratiquée à cause du phimosis, et la partie enlevée fut placée pour être durcie dans l'esprit de vin, l'enflure étant laissée sans être ouverte. Après durcissement, la pièce fut ouverte le long du raphé, et cette section fit reconnaître qu'il s'agissait d'un kyste situé dans la portion cutanée du prépuce, et aboutissant derrière et légèrement au-dessus de la surface inférieure de la portion muqueuse.

Le diamètre du kyste était de 8 centimètres. La cavité était vide en grande partie et sur la paroi intérieure existait un dépôt quelconque, irrégulier de matière grasse.

Celle-ci présentait une surface inégale, le dépôt étant plus épais dans certaines parties que dans d'autres, et là où la paroi du kyste était visible, elle avait une apparence polie, presque brillante. Le vide du kyste était dû évidemment à l'absorption de la partie fluide du contenu durant la période du durcissement.

Le contenu solide fut examiné au microscope et reconnu pour consister en cellules squameuses épithéliales (?? !!) et quelques leucocytes, tous présentant plus ou moins de petits globules graisseux dans leur substance.

Ces globules graisseux étaient libres aussi. Les noyaux des cellules épithéliales étaient aisément colorées par le carmin, mais les leucocytes ne prenaient pas la substance colorante. Il n'y eut pas de cristaux observés.

Une partie du kyste fut montée dans de la parafine, et des sections furent coupées ; elles comprenaient la circonférence complète du kyste, dans sa direction antéro-postérieure verticale. Elles furent colorées de la façon suivante : *a*) avec de l'acide hœmalum ; *b*) avec du carmalum et de l'acide picrique ; et *c*) selon la méthode de Gram. Après la coloration, les sections furent éclaircies avec du xylol et montées au baume de Canada.

Examen microscopique. — Avec l'objectif Zeiss A. A. et le microscope n° 3, le kyste fut reconnu pour posséder une membrane de revêtement séparée de l'épiderme préputiel par une couche — variant en épaisseur et très rétrécie à la portion distale du kyste — de tissu fibreux, correspondant au derme. Aucune couche de véritable tissu sous-cutané n'était présente, sauf à la partie *i e*, située entre le kyste et le méat, et ici il y avait plusieurs larges vaisseaux dans un tissu fibreux libre. La membrane de revêtement était très distinctement colorée, et son apparence indiquait une structure épithéliale. Avec l'objectif D, la membrane de revêtement fut reconnue comme formée de plusieurs couches d'épithélium aplati. Extérieurement, les noyaux colorés furent vus étroitement serrés, mais comme l'un passait à travers la cavité du kyste, ils devenaient plus rares, et les couches superficielles (près de la cavité du kyste) présentaient une apparence homogène jaunâtre, contrastant avec le stratum corneum vivement coloré de l'épiderme. Les noyaux étaient élliptiques et étaient disposés selon un long axe parallèle à la surface de la paroi. Sur la surface de la paroi du kyste existaient des débris cellulaires s'écaillant par couches successives. La paroi ne présentait pas de proéminences et il n'y avait pas de papilles dans le tissu fibreux environnant.

La description ci-dessus est faite d'après un spécimen coloré avec de l'hœmalum « seul » ; le carmalum et l'alcool picrique montraient des couches plus internes du kyste avec une structure homogène profondément jaunâtre.

L'examen de la section colorée selon la méthode de Gram démontrait la présence des cellules d'éleidine. Ces cellules étaient disposées irrégulièrement et ne formaient pas un stratum continu.

OBSERVATION III

Kyste sébacé congénital du prepuce.

(Lannelongue et Achard. *Traité des kystes congénitaux.* Paris, 1886, p. 197).

Emile E..., âgé de quatre mois, est apporté à la consultation de l'hôpital Sainte-Eugénie, le 17 avril 1878.

Début. — D'après la mère, la tumeur existe telle quelle depuis la naissance, sans aucune modification.

État actuel. — L'enfant porte au prépuce un kyste qui vient proéminer dans l'orifice préputial sous forme d'une tumeur ayant le volume d'un gros grain de riz et de consistance élastique. Ce kyste est plutôt en rapport avec la muqueuse qu'avec la peau. En effet on sépare assez aisément la peau de la surface du kyste, tandis que la muqueuse lui est intimement unie. Il est aussi plus directement placé sous la muqueuse que sous la peau.

Opération. — Ponction et incision de la poche.

Examen. — Elle contient un liquide louche, jaunâtre, laiteux et d'aspect purulent, et est tapissée d'épithélium.

OBSERVATION IV

Kyste sébacé du prépuce.

(Fochier. *Gazette médicale de Lyon*, 1868. T. VIII, p. 302).

Début. — La tumeur dont le malade était porteur, datait de l'enfance.

État. — Elle était située un peu au-dessous du frein du gland, avait un diamètre de quatre centimètres et s'accompagnait d'un phimosis dû à une balanite.

Opération. — Circoncision.

Examen. — A l'ouverture du kyste, écoulement d'un liquide séro-purulent mêlé d'une grande quantité de lambeaux membraneux transparents et opaques; d'autres membranes se trouvent dans la poche; elles présentent une forme globulaire et irrégulièrement échancrée par place, simulant ainsi des membranes hydatiques. Tous ces lambeaux ne sont constitués que par des cellules épidermiques en état plus ou moins avancé de dégénérescence graisseuse. C'est la couche interne de la paroi qui s'est détachée en masse et à plusieurs reprises. Il n'y avait pas de graisse libre dans le liquide, et la cholestérine s'y présentait exclusivement, sous forme d'aiguilles prismatiques à base rhombe; l'iode et l'acide sulfurique en ont en effet démontré la nature.

OBSERVATION V

Kyste sébacé de la verge.

(Bruch. *Alger médical*, 1883, p. 95.)

Un adolescent français, de constitution robuste, entre à l'hôpital d'Alger.

Début. — Il s'aperçoit il y a trois mois de l'existence d'une tumeur, du volume d'un gros pois, au niveau de l'extrémité libre de la verge.

Etat actuel. — Actuellement, cette tumeur a le volume d'une grosse noix, occupe la région du frein, est en quelque sorte coiffé par le bord libre et inférieur du prépuce qui la fixe à la moitié inférieure de l'extrémité du gland ; peau fine, de couleur normale et non adhérente à la tumeur qui semble être fluctuente.

Opération. — Anesthésie, incision de la peau, dissection de la tumeur, excision des parois, suture, réunion immédiate, guérison.

Examen. — Le kyste qui s'est rompu au milieu de l'opération, contient de la matière sébacée, blanc-jaunâtre, avec odeur caséeuse prononcée.

OBSERVATION VI

Kyste sébacé développé entre le prépuce et le gland chez un enfant de 3 ans. — Circoncision pour mettre le kyste à découvert. — Guérison.

(Fano. *Gaz. des Hôp.*, 1867, t. XL, p. 488.)

Joseph L..., âgé de 3 ans, est conduit à la clinique de Ch. Fano, le 22 août. Son père s'est aperçu il y a six semaines seulement, de l'existence d'une grosseur à la partie antérieure de la verge. On trouve effectivement sur la partie latérale gauche, de la région balanique, une tumeur du volume d'une amande, bien circonscrite, molle sans être fluctuante, mobile en tout sens. La peau du prépuce qui recouvre la tumeur glisse sur elle. L'ouverture préputiale est tellement petite qu'il est impossible de découvrir la moindre portion du gland.

D'après les parents, l'enfant urine sans la moindre difficulté. M. Fano fait observer que le meilleur moyen de bien se rendre compte de la tumeur, est de mettre au préalable le gland à découvert.

Il y a tout avantage pour l'enfant à subir cette opération puisqu'il est atteint de phimosis congénital. Cette proposition ayant été accepté par le père, Ch. Fano procède sur le champ, à l'opération de la circoncision de la manière suivante : l'enfant est couché sur un lit, les différentes parties du corps solidement assujetties par des aides. Au moyen des branches d'une pince, embrassant le prépuce tiré en avant, on isole ce dernier du gland et d'un coup de ciseaux, M. Fano excise un petit

« manchon cutané » préputial ; la peau du prépuce se rétracte immédiament en arrière, laissant à découvert un « manchon muqueux » préputial, M. Fano introduit une des branches de ciseaux dans cette cavité, en prenant bien garde d'entamer le gland et incise dans toute la longueur la face dorsale du manchon ; la lèvre droite de la plaie se laisse facilement abattre de côté et le gland paraît alors à découvert dans la partie correspondante ; la lèvre gauche de la plaie ne cède pas à une traction modérée ; cette portion du feuillet muqueux du prépuce adhère incontestablement à la partie correspondante du gland, c'est à ce niveau qu'existe la tumeur, dont il a été question. En saisissant le bord de la lèvre, avec des pinces et en introduisant le bec d'une sonde cannelée entre ce bord et le gland, on arrive facilement à décoller les adhérences du prépuce au gland et on met à découvert une masse de matière sébacée, d'une couleur blanche laiteuse, contenue dans une cavité à parois bien circonscrites et lisses. C'est un vrai kyste sébacé, développé entre le gland et le feuillet muqueux du prépuce, aux dépens d'un des follicules sébacés de la région.

Toute la matière sébacée ayant été enlevée avec soin, Fano réunit par cinq points de suture simple également espacés, les bords résultant de l'incision du feuillet muqueux du prépuce avec le bord circulaire sanglant résultant de l'excision de la peau du même organe. De cette façon le gland reste complètement à découvert. On recommande de tenir constamment sur la plaie des compresses d'eau froide.

Le 24, l'enfant est ramené à la clinique, la blessure est en bon état, toute la base du gland est entourée d'un bourrelet résultant d'un léger œdème. Le 26, une portion de la plaie est réunie, Fano coupe les fils, à suture. Les jours suivants on fait entourer la plaie de compresses trempées dans un mélangé de gros vin et d'eau à parties égales. Les suites de l'opération ont été simples. Une portion des surfaces sanglantes s'est réunie par première intention ; une autre portion a suppuré et s'est réunie secondairement et après quelques semaines seulement.

OBSERVATION VII

Kystes sébacés sous-préputiaux. — Ponction et cautérisation de la poche. — Persistance d'une fistule, débridement, guérison.

(Fano. *Gaz. des Hôp.* 1867, t. XL, p. 488).

J. B..., âgé de 26 mois, est conduit à la clinique de M. Fano, le 3 septembre dernier. Il existe sur la surface supérieure du prépuce : Premièrement à gauche, deux petites tumeurs blanchâtres, l'une du volume d'un grain de millet, l'autre plus petite qu'une lentille ; deuxièmement à droite, une tumeur du volume d'une petite tête d'épingle ; troisièmement sur la surface inférieure du prépuce une tumeur du même genre, du volume d'une tête d'épingle ; quatrièmement sur la même face du prepuce, un peu à droite de la précédente, une autre tumeur du volume d'un petit haricot flageollet. Toutes ces tumeurs sont d'un blanc un peu brillant, bien circonscrites, mobiles en tous sens. La peau du prépuce glisse sur elles.

Fano ponctionne la tumeur la plus grosse avec une lancette. La compression fait sortir, par la plaie, de la matière sébacée, puis la membrane du kyste qu'on excise après l'avoir attirée au dehors avec des pinces. Les autres tumeurs sont également ponctionnées. Le lendemain on cautérise le fond de la plaie de la tumeur principale avec un crayon de pierre infernale ; la cautérisation est renouvelée le 9, puis le 11. Le 21 il sort par la fistule un liquide laiteux très abondant. En portant un stylet par l'ouverture, on arrive dans la cavité du kyste. Fano débride de chaque côté la paroi cutanée et cautérise avec la pierre infernale toute la face interne de la poche. A la fin du mois, guérison complète.

OBSERVATION VIII

Kyste mucoïde du prépuce.

(Chavannaz. *Gazette hebdomadaire de méd. et de chir.* 28 avril 1898).

Il s'agit d'un jeune homme de 22 ans, J. C..., entré le 21 septembre 1897, dans le service de notre maître, le professeur agrégé Poussin, que nous avions l'honneur de suppléer. Ce jeune homme vient à l'hôpital, demandant à être débarrassé d'un phimosis très prononcé dont il est porteur depuis sa naissance.

En l'examinant, à part le phimosis, nous trouvons sur la partie inférieure du prépuce, à quelques millimètres de l'orifice préputial une petite tumeur du volume d'une noisette. Elle est située sur la ligne médiane, mais déborde celle-ci plus à droite qu'à gauche. Cette tumeur est indépendante des téguments qui glissent facilement sur elle, sauf cependant en un point extrêmement limité ; à ce niveau, la peau est un peu rouge, très légèrement enflammée. Quand on a soin de fixer convenablement la tumeur, on constate que sa consistance est nettement fluctuente.

Le malade croit qu'il a toujours eu cette tumeur ; il peut affirmer en tous cas qu'il en était déjà porteur à l'âge de 5 ans ; à cette époque, elle avait le volume d'un pois. Il ne peut dire quand elle a grossi ; il ignore également la date d'apparition des phénomènes inflammatoires décélés par la rougeur des téguments. Le sujet appartient à une famille où l'on a jamais, à sa connaissance, constaté de malformations.

Il a toujours été bien portant, sauf une blennorrhagie contractée à l'âge de 20 ans et qui a parfaitement guéri. Enfin, 15 jours avant son entrée à l'hôpital, il aurait eu une seconde blennorrhagie, mais il faut bien dire que, du côté de son urèthre, notre examen est resté négatif, et aussi bien avant qu'après la circoncision, nous n'avons pu constater aucune sécrétion anormale de son canal.

En présence de ces symptômes, nous portons le diagnostic de phimosis avec kyste congénital du prépuce sans spécifier du reste, la nature dermoïde ou mucoïde.

Le 28 septembre, nous pratiquons la circoncision et le malade sort guéri, le 4 octobre 1897. A la coupe, la tumeur laisse échapper quelques gouttes d'aspect purulent. Elle se présente sous la forme d'une cavité divisée en deux loges par une cloison incomplète. La paroi est plus ou moins épaisse suivant les points considérés. Cette épaisseur flotte entre 1 et 4 millimètres. L'examen histologique a été pratiqué par notre maître et ami, M. le Professeur agrégé Auché, qui a bien voulu nous remettre la note suivante :

La cavité comprend deux portions bien distinctes, une première portion à parois parfaitement nettes et tapissée dans une assez grande étendue par un épithélium cylindrique, c'est la cavité kystique proprement dite ; une deuxième portion, séparée de la précédente par une sorte d'écran très incomplet, dont la surface interne est irrégulière, déchiquetée, dépourvue de parois propres ; c'est la cavité d'un petit abcès qui s'est fait jour dans l'intérieur du kyste. Il est situé entre le kyste et le bord libre du prépuce.

Cavité kystique proprement dite. — La face interne de la paroi kystique est irrégulière et présente une série de petits mamelons de volume variable situés partout dans la partie du kyste opposée à l'abcès ; ces mamelons donnent un aspect fortement chagriné visible à l'œil nu. Outre cet état, la surface de la couche sous-épithéliale est légèrement dentelée et offre aussi une sorte de disposition papillaire. La paroi est constituée essentiellement par deux tuniques superposées : une tunique épithéliale, une tunique conjonctive.

a) Tunique épithéliale — Elle n'est bien nette que sur quelques régions limitées de la paroi, ailleurs elle est à moitié détruite ; les cellules se trouvent décapitées ou arrachées en partie de la couche conjonctive. Ailleurs elle manque même complètement, détruite par la suppuration, ou tombée à la suite des malaxations subies par le kyste pendant les lavages préopératoires. Dans les points où il est bien conservé ce revêtement présente les caractères d'un épithelium à cellules très allongées, à plateau et sans cils vibratils. Les noyaux parfaitement colorés ou peu, allongés dans le sens de l'axe de la cellule sont situés sur des plans différents, si bien qu'au premier abord on serait tenté de croire qu'il existe plusieurs couches de cellules. En réalité il n'y en a qu'une, mais les cellules sont très irrégulières de forme ; les unes ont leur extrémité libre renflée, leur noyau est situé près de ce renflement et leur partie profonde est fortement effilée, pressée entre d'autres cellules qui au contraire ont leur extrémité libre effilée et leur extrémité profonde renflée avec un noyau situé vers leur base d'implantation. D'autres encore sont gonflées dans leur centre qui occupe le noyau et effilées à leur deux extrémités, mais toutes ont un point d'implantation sur la membrane bosale, au contact avec cette membrane bosale et l'extrémité profonde les cellules épithéliales se trouvent de petites cellules triangulaires à noyau arrondi, représentant des cellules de remplacement.

b) Tunique conjonctive. — On peut y décrire deux couches : une couche superficielle, sous-épithéliale, analogue à la région papillaire du derme ; une couche profonde fibreuse. La couche sous-épithéliale est formée de fibres et fibrilles conjonctives entrecroisées en tous sens, mais en général, parallèles à la surface du kyste. Entre elles, existent de très abondantes cellules d'ordres divers, cellules fixes du tissu conjonctif, plus ou moins hyperplasiées, leucocytes mononucléés et polynucléés, lymphocytes. Dans quelques-uns des mamelons situés sur le côté opposé à l'abcès, se trouvent de véritables points lymphatiques caractérisés par de gros amas de lymphocytes tellement pressés dans le centre des îlots, que le reticulum est difficilement visible, mais de plus en plus espacés à mesure que l'on s'éloigne de ce centre, et se perdant finalement dans le tissu conjonctif voisin.

En un point, le nodule lymphatique est tout à fait en contact avec l'épithélium. Les fibres élastiques sont rares, grêles et peu nodulées. Elles partent de la couche fibreuse plus extérieure, se dirigent obliquement ou normalement vers la tunique épithéliale, et se coudent ensuite de façon à marcher parallèlement à la surface et dans le voisinage imdiat de l'épithélium.

La couche fibreuse est constituée par des faisceaux très denses de fibres conjonctives dirigées parallèlement à la surface, mais dans des sens différents, puisqu'ils sont coupés, les uns parallèlement, les autres perpendiculairement à leur direction. Entre eux, sont disséminés de loin en loin quelques petits faisceaux de fibres musculaires lisses, parallèles à la surface du kyste, mais coupés dans des sens différents. Ils sont toujours composés d'un très petit nombre de fibres cellules.

Les fibres élastiques sont très nombreuses, peu ondulées, et dirigées comme les faisceaux fibreux et musculaires, parallèlement à la surface du kyste. Les vaisseaux sont rares.

Plus en dehors, on trouve le tissu conjonctif préputial abondamment pourvu de vaisseaux et ses deux revêtements épidermiques et muqueux, sauf, bien entendu, au niveau de la portion adhérente du prépuce où a porté la section.

La cavité du kyste est vide sur nos préparations.

Abcès. — Il siège entre le kyste et le bord libre du prépuce. Il est séparé de la cavité kystique par deux éperons formés par la paroi du kyste, repoussée, ulcérée et largement perforée. Le centre de l'abcès est à peu près vide sur nos coupes. La zone la plus superficielle de la paroi est formée de globules de pus, entre lesquels se voient quelques débris de fibrilles conjonctives. Plus profondément, le tissu est fortement infiltré de cellules leucocytiques d'autant moins abondantes qu'on s'éloigne davantage de l'intérieur de l'abcès. Ces lésions inflammatoires n'atteignent pas le revêtement épidermique et muqueux du prépuce qui est partout conservé et intact.

Il s'agissait donc, dans ce cas, d'un kyste mucoïde suppuré du prépuce. Il est permis de se demander si la seconde blennorrhagie accusée par le malade a vraiment existé, et si tout ne s'est pas borné à quelques symptômes de balanoposthite au cours de laquelle le kyste préputial aurait suppuré.

Quoiqu'il en soit de cette explication, ce kyste, de par son inflammation, se serait bientôt ouvert à l'extérieur.

OBSERVATION IX

Kyste mucoïde sous-préputial.

(Dardignac. *Archives prov. de chirurgie*, 1894, t. III, p. 627).

Emile R..., entre en janvier 1892, à l'Hôtel-Dieu de Beauvais, pour un phimosis et une tumeur du limbe préputial.

Début. — La tumeur existe depuis la naissance.

Marche. — Elle n'a sensiblement augmenté que depuis deux mois.

Etat actuel. — Actuellement son volume est celui d'une forte noisette et elle occupe à la partie inférieure de la verge, cet organe étant examiné dans la position debout, la ligne médiane et le sommet. Si le prépuce est ramené en avant, c'est-à-dire, dans sa position normale, la tumeur semble alors prolonger le gland, dont l'orifice uréthral reste libre pendant l'érection, légèrement douloureuse, le gland peut être découvert et la tumeur est ramenée en arrière en suivant les mouvements du prépuce ; elle est alors beaucoup plus apparente et occupe la ligne médiane.

Elle est indolente, de consistance semi-liquide, un peu rénitente, très bien limitée, arrondie, elle est incluse entre la peau et la muqueuse qui se mobilisent facilement autour d'elle, sauf en un point difficile à préciser ; la peau qui la recouvre est sans changement de couleur mais très vascularisée.

Opération. — Le 11 janvier, circoncision partielle et ablation de la tumeur, sutures, guérison.

Examen — Le contenu semble être de la matière sébacée, graisseuse, en partie soluble dans l'éther. Sur les coupes la paroi du kyste est tapissée par une muqueuse très plissée et pourvue de nombreuses papilles. Derme formé de tissu conjonctif très lâche; quelques rares glandes sébacées. Epithélium pavimenteux stratifié.

OBSERVATION X

Kyste mucoïde sous-préputial.

(Dardignac, *Arch. prov. de chir.*, 1894, t. III. p. 629).

B..., soldat au 51e de ligne, est hospitalisé sur sa demande, au début de janvier 1893, pour être opéré d'un phimosis congénital très serré, compliqué d'un volumineux kyste du prépuce.

Antécédents. — Bons. Varicocèle gauche très prononcé.

Début. — On ne peut préciser la date de début du kyste. Le malade qui le porte ne s'en serait aperçu qu'à l'âge de dix ans.

Marche. — Il affirme de plus que la tumeur n'a pas toujours offert le volume actuel et qu'elle aurait augmenté progressivement depuis cet âge.

Etat actuel. — Le malade étant examiné debout on aperçoit une tumeur du volume d'une petite prune, paraissant reliée à la verge par une sorte de pédicule ou d'étranglement assez mince et plissé en vrille, dans le sens de la longueur. Elle semble comme surajoutée à la verge qu'elle prolonge de façon à lui donner un aspect étrange. Toutefois, le méat cutané, l'orifice préputial se trouve déjeté à gauche et près de la base du pédicule : il résulte de cette disposition que les orifices préputiaux et uréthraux ne coïncidant pas, l'urine s'écoule en bavant et salit les vêtements ou tombe sur les pieds.

Examinée, le prépuce maintenu en arrière, la tumeur présente alors son développement réel. Elle paraît fixée sur le bord gauche du prépuce avec lequel elle se déplace. Le pédicule disparaissant alors, elle est sessile, montrant bien ainsi qu'elle est incluse entre la peau et la muqueuse. Dans cette position il est possible de ramener au parallélisme les ouvertures du prépuce et de l'urèthre, et de voir en outre que bien qu'il n'existe aucune adhérence profonde de la muqueuse avec le gland, le phimosis est très serré, indilatable.

A la palpation cette tumenr est indolente, oblongue, de consistance molle, avec une certaine rénitence, à surface lisse. La peau est mobile dans tous les sens autour d'elle et ne présente à son niveau aucun changement de caractère, sauf une veinosité exagérée ; enfin elle n'est pas transparente.

Le malade n'accuse aucune gêne fonctionnelle. Il est probable cependant que la miction, l'érection, les rapports sexuels sont gênés.

Opération. — Après anesthésie à la cocaïne ; circoncision, guérison.

Examen macroscopique. — La pièce de la grosseur d'une noix est conique, la base étant la surface de section lors de l'ablation ; à son sommet, on remarque un noyau induré. La cavité a environ 1 centimètre 1/2 à 2 centimètres de diamètre, et renferme un noyau blanc, dur, lisse, de la grosseur d'une noisette, qui se trouve enkysté ; il est comme tassé sur lui même et ne présente aucune adhérence avec les parois du kyste ; sa coupe ne montre aucun vestige de stratification. Les réactions histo-chimiques montrent qu'il est à la fois de nature graisseuse, calcaire et kératinique. Ses fragments surnagent sur l'eau, se dissolvent partiellement dans l'éther, l'acide sulfurique produit une effervescence ; traités par l'acide acétique, ils deviennent transparents et se colorent en jaune par l'acide picrique. La tumeur ne contenait pas de poils.

Examen microscopique. — Les coupes montrent que la paroi externe de la tumeur présente les éléments normaux de l'épiderme : couche cornée, de Malpighi, stratum lucidum. Au-dessous se trouve un derme papillaire dont le tissu conjonctif assez lâche, contient de nombreuses fibres musculaires lisses. La paroi interne est formée par un épithélium stratifié de deux ou trois assises cubiques, dont les plus superficielles sont du type muqueux.

OBSERVATION XI

Athéromes du prépuce.

(Kaufmann. *Deutsche Chirurgie von Pitha und Billroth.* Bd. III, 2 abth. Lfg. p. 259, 1886).

Les glandes sébacées qui se trouvent sur la face du gland et sur la partie interne du prépuce, les glandes de Tyson, plus rarement les glandes sébacées du prépuce donnent lieu à la formation d'athéromes. Les petits athéromes sont ordinairement multiples ; les grands, par contre, forment des tumeurs solitaires plus grandes. Busch et Fano avaient publié des observations à ce sujet. Busch trouva chez un malade âgé de 27 ans, vingt-trois kystes athéromateux, dont la grosseur variait de la tête d'une épingle à cheveux jusqu'à celle d'un pois. Tous ces kystes sont développés dans l'espace de trois ans, consécutivement à un chancre mou. Fano communique deux cas analogues ; chez un enfant de trois ans, il trouve de nombreux kystes athéromateux très petits sur le prépuce. Après les avoir incisés et vidés, il les cautérisa avec le nitrate d'argent.

Je connais quatre cas de kystes athéromateux assez grands. L'un de ces cas fut observé par moi-même dans ma pratique.

Le pénis du malade âgé de 19 ans, dans la région de la moitié inférieure du prépuce, portait un prolongement en forme de trompe qui dépassait l'orifice du prépuce de un centimètre et demi. Dans le prépuce on pouvait constater la présence d'une tumeur indolente, de forme cylindrique de quatre centimètres de longueur et d'un centimètre de diamètre, ayant une consistance pseudo-fluctuante. La tumeur était très mobile. Le 4 avril 1883, j'ai enlevé la tumeur ; l'incision était très facile ; nulle part il n'y avait d'adhérences, et à l'examen de la tumeur, il fut reconnu qu'il s'agissait dans ce cas d'un kyste athéromateux à deux compartiments remplis du contenu connu. Les parois du follicule avaient une épaisseur de un à deux millimètres. La tumeur était observée depuis l'enfance du malade et se développait très lentement.

OBSERVATION XII

Vingt-trois kystes athéromateux du gland du pénis.

(BUSCH. *Lf. Pétersburge med. Wochenschrift*, p. 228, 1879).

D. K..., âgé de vingt-sept ans, très anémié, marié depuis quatre ans, était atteint, il y a trois ans, d'une tumeur siégeant au-dessous de l'orifice uréthral, dans la proximité du frein. Cette tumeur, d'après le dire du malade, aurait disparu sans aucun secours médical.

Il y a un an et demi, il remarque, pour la première fois, l'apparition sur le gland, de petites tumeurs. A partir de ce moment, ces tumeurs se développent très lentement.

Tout le gland est couvert de petites tumeurs dont la grosseur varie de la tête d'une épingle à cheveux jusqu'à celle d'un pois. J'en ai compté vingt-trois. Grâce à cette quantité de proéminences rondes, le gland prend l'aspect d'un mûrier. Le contenu de ces tumeurs se compose d'une masse caséeuse blanche-jaunâtre d'une consistance plus ou moins dure. Incision et curettage de quinze de ces tumeurs les plus grandes. L'examen microscopique du contenu n'a pas été fait.

On a pu reconnaître que ces tumeurs provenaient des glandes de Tyson.

OBSERVATION XIII

Un cas rare de kyste muqueux à cellules cylindriques du prépuce.

(P. Redard. *Rev. mens. des malad. de l'enfance.* Paris, 1896. T. VIII p. 115).

Enfant de dix mois, vigoureux, présenté à notre dispensaire le 15 novembre 1889.

Antécédents. — Enfant de très bonne santé, sans aucun vice de constitution.

Début. — Depuis sa naissance, il avait à la partie inférieure du prépuce, en avant du frein, sur la ligne médiane, une petite grosseur de forme régulière. Cette tumeur avait paru un peu grossir dans ces derniers temps, et les parents inquiets demandaient notre avis sur cette difformité.

État actuel. — A la partie inférieure du prépuce, exactement sur la ligne médiane, existe une tumeur très régulièrement arrondie, du volume d'une petite noisette. La peau, normale, glisse sur la tumeur qui paraît adhérer légèrement du côté profond, vers le frein ; la mobilité est assez grande à la partie antérieure. Il existe de la fluctuation et de la transparence.

Opération. — Après le diagnostic de kyste congénital, incision, dissection et énucléation du kyste. Guérison.

Examen macroscopique. — Le kyste incisé laisse couler une petite quantité de liquide blanc légèrement visqueux ressemblant à du sperme. La paroi est peu épaisse, irrégulière, tomenteuse avec quelques dépressions en certains points.

Examen microscopique. — A un faible grossissement on voit que la surface interne du kyste est formée par des bourgeons assez réguliers, arrondis à leur extrémité, séparés les uns des autres par des dépressions plus ou moins profondes, ces saillies correspondent à des plis végétants, et à la surface des bourgeons principaux, on voit de petits bourgeons et de petites saillies secondaires. Ces bourgeons sont très vasculaires, les vaisseaux y sont distendus par le sang.

Au-dessus de cette couche bourgeonnante existe une couche épaisse de tissu fibreux dont les faisceaux sont dirigés concentriquement à la surface du kyste. Ce tissu conjonctif à faisceaux concentriques est également parcouru par des vaisseaux dilatés. Au niveau de sa face externe, il est en rapport avec la peau dont il est séparé par un tissu conjonctif lâche.

A un plus fort grossissement on voit que toute la surface interne du kyste est tapissée par des cellules d'épithélium dont la couche superficielle est cylindrique. Cette couche cellulaire s'enfonce profondément dans toutes les dépressions situées entre les grands plis saillants et les plis secondaires. Ces cellules épithéliales sont variables; tantôt on n'en voit que deux couches, l'une formée par de petites cellules indifférentes et possédant de petits noyaux ovoïdes appliqués contre le sommet des végétations fibreuses, l'autre superficielle, par de longues cellules cylindriques terminées soit par un plateau, soit par une extrémité arrondie. Dans d'autres points il existe trois ou quatre couches de cellules indifférentes, au niveau du tissu conjontif, ovoïdes dans les couches moyennes, et cylindriques dans la partie superficielle.

La plupart de ces cellules cylindriques sont caliciformes ; tantôt leur protoplasma est gonflé et transformé en une masse muqueuse superficielle qui se termine par une boule faisant une saillie à la surface de la muqueuse ; leur noyau est rejeté à la partie profonde, au niveau de la queue allongée de la cellule. A la surface de la muqueuse et en contact avec les cellules caliciformes on trouve une couche qui renferme des granulations et du mucus, des filaments minces de mucine et quelques globules blancs migrateurs dont les noyaux ne se colorent plus par le carmin.

Cette couche nous donne les caractères histologiques du liquide contenu dans le kyste. Au-dessous de l'épithélium, la couche superficielle de tissu conjontif est formée par des fibrilles minces, séparées par des cellules pour la plupart arrondies ; quelques-unes allongées ; les cellules embryonnaires dominent dans ce tissu conjonctif.

OBSERVATION XIV

Deux cas de kyste dermoïde du prépuce

(R. Trecbierg. *Wiener, Medezinische, Wœchenschrift.* 1897 nº 10, p. 422).

On peut s'étonner que les kystes dermoïdes se rencontrent si rarement sur le pénis. On sait en effet que justement en ce qui concerne le pénis, la formation des kystes dermoïdes est favorisée par des conditions embryologiques. Lannelongue et Achard, dans leur Traité des kystes congénitaux ne rapportent qu'un seul cas de kyste dermoïde du prépuce chez un enfant de quatre mois. La tumeur congénitale avait le volume d'un gros grain de riz et fut reconnue après extirpation comme un kyste dermoïde typique. A ce cas il faut ajouter celui de Kaufmann (1) où il s'agissait d'un grand kyste épidermique du pénis chez un jeune homme de 19 ans. Le kyste existait depuis de longues années et augmentait lentement de volume. Lors de l'extirpation on n'a constaté aucune adhérence avec la peau du pénis. Kaufmann a décrit ce cas comme un athérome à deux loges. En dehors de ce cas, Kaufmann décrit encore trois cas d'athérome du pénis trouvés dans la littérature. Il y a lieu de supposer que dans ces cas il s'agissait aussi de kystes dermoïdes.

Pendant 14 ans de pratique chirurgicale, et malgré que mon attention fut dirigée sur ce point, je n'ai pu noter que deux cas de kystes dermoïdes du prépuce. Les deux cas présentaient entre eux une grande analogie au point de vue de la localisation, de la facilité de l'extirpation et aussi au point de vue de l'examen microscopique de la tumeur ; la seule différence consistait dans la grosseur de la tumeur. Tandis que dans un cas elle avait la grosseur d'un haricot, elle avait dans l'autre la grosseur d'un œuf de pigeon. Il faut dire que dans les deux cas, il s'agissait d'israélites et le kyste dermoïde se trouvait dans le prépuce rudimentaire immédiatement au-dessous de la cicatrice formée après

(1) *Deutsche Chirurgie*. Lief, 50, p. 25.

la circoncision. On pourrait donc facilement supposer que le développement des kystes dermoïdes avait un rapport causal avec l'opération rituelle et qu'ils doivent leur production à quelques cellules épidermiques qui avaient pénétré dans le tissu sous-cutané comme Kaufmann (1) et Schweninger l'ont démontré expérimentalement et comme les observations de Rothmond (2), Carré (3), Le Fort (4), Martin (5), Reverdin (6), etc... (7) le prouvent suffisamment.

Dans les deux cas, (dans l'un il s'agissait d'un garçon de 8 ans, dans l'autre d'un garçon de 13 ans), la paroi kystique était extrêmement mince et fragile, et formée d'un tissu conjonctif fibrillaire et onduleux, ainsi que de plusieurs couches d'épithélium pavimenteux. Les couches épithéliales superficielles tournées en dedans du kyste avaient une consistance de corne, tandis que celles qui étaient situées plus près du tissu conjonctif fibrillaire, avaient une forme polygonale et laissaient voir distinctement un noyau. Absence complète de papilles, de follicules pileux et de glandes. Le contenu kystique correspondait à l'aspect macroscopique et microscopique des athéromes ordinaires. Il se composait de cholestérine et de mottes épithéliales cornifiées et ayant subi une dégénérescence graisseuse.

La tumeur siégeait dans les deux cas comme nous l'avons déjà dit plus haut, sur le bord libre du prépuce, les deux fois à gauche. La peau recouvrant la tumeur n'y était pas adhérente; de même la cicatrice due à la circoncision n'était pas soudée à la tumeur. Chez le garçon de 8 ans, chez lequel la tumeur avait le volume d'un haricot, les parents avaient remarqué dès la première année une tumeur du volume d'un grain de millet sans que l'enfant en soit incommodé. Dans le deuxième cas, les parents ne pouvaient fournir aucun renseignement sur le moment de l'apparition du kyste dermoïde. Avec les plus grandes

(1) *Deutsche Chir.* Lief, 50, p. 259.

(2) Beitrag Zur Experimentellen Erzengang von Hautgeschwaertin. *Charité Annalen*, p. 131.

(3) Ueber traumatische Épitelcysten der Finger Beitz, *3. Deutsche Chir.* Bd. II.

(4) Contribution à l'étude des kystes dermoïdes traumatiques. *Revue de Chirurgie*, 1879, n° 12.

(5) Beitrag zür Lehre von den tramatischen Épitelcysten. *Deutshc z. f. Chir.* Bd. 43.

(6) Des kystes épidermiques des doigts. *Revue méd. Suisse rom.*, 1887.

(7) *Deutsche z. f. Chir.* Bd, 38, p. 613.

difficultés, on a réussi à apprendre que le garçon se plaignait pendant les derniers mois d'une sensation de tension dans le prépuce, et que c'est à la suite de ces plaintes répétées que les parents se sont décidés à examiner l'endroit sensible et ont alors découvert pour la première fois la tumeur de la grosseur d'un œuf de poule. L'extirpation a réussi facilement dans les deux cas et presque complètement par instrument obtus.

OBSERVATION XV

Tumeur cancéreuse des glandes cutanées du prépuce.

(VERNEUIL. *Bul. de la Soc. anat.* Paris, 1857, p. 33).

Cette tumeur fut enlevée dans le service de M. Ricard sur un homme de 51 ans. Ce sujet affecté de phimosis congénital, vit, il y a 4 mois, une petite tumeur très dure, former une induration au limbe du prépuce ; puis consécutivement un des ganglions inguinaux s'engorgea. On diagnostiqua un cancroïde et l'on opéra.

Le tissu morbide avait son siège sur la peau. Outre une grande quantité d'éléments cancéreux, il contenait un nombre assez notable de glandes de la peau, les unes conservées avec tous leurs caractères normaux, les autres altérées et remplies de noyaux cancéreux.

C'est le premier exemple de cancer dans les glandes cutanées que rencontre M. Verneuil, et il ne connaît qu'un fait analogue qui est publié dans l'ouvrage de Ch. Sebert.

OBSERVATION XVI

Cancer du prépuce, causé par une irritation fort longtemps prolongée.

(*In* DEMARQUAY. *Maladies chirurg. du pénis,* 1877, p. 392).

Il y a quelques années, Dupuytren fut appelé par le docteur Petrot auprès de M. M..., chef de l'une des plus importantes manufactures de

France. Celui-ci, âgé pour lors d'environ 50 ans, d'une bonne et forte constitution, avait depuis longtemps un écoulement abondant et fétide par l'extrémité de la verge; il n'urinait qu'avec difficulté et douleur; le prépuce, considérablement tuméfié, était consistant, dur et ulcéré en divers endroits. Le rétrécissement situé à l'entrée, le gonflement et l'induration étaient l'obstacle à l'écoulement des urines. Jusque-là le cas n'offrait rien qu'on ne voit assez souvent. Mais ce qui fixa l'attention et qui étonna tout d'abord, ce fut de trouver le prépuce percé et même traversé çà et là par des ouvertures et des conduits revêtus à leur entrée et dans leur intérieur d'un tissu cutané parfaitement organisé. Avant d'aller plus loin et surtout avant de rien entreprendre, Dupuytren voulut connaître la cause du mal et la nature des perforations qu'il avait sous les yeux. Il apprit alors que le malade, jeune encore, avait fait un voyage et un séjour de plusieurs années en Portugal; que là il s'était lié avec une femme, jeune, vive, passionnée et jalouse; que cette jeune femme, dont il était éperdûment épris, avait bientôt acquis un empire absolu sur lui, et qu'au milieu des transports d'un amour réciproque, il s'était un jour senti légèrement piqué au prépuce, mais que, distrait par les caresses de son amante, il n'avait même pas examiné d'où provenait la sensation désagréable qu'il venait d'éprouver. C'est seulement en sortant de ses bras qu'il s'était trouvé le prépuce affublé d'un petit cadenas d'or, artistement travaillé et dont elle avait gardé la clef.

Quelque désagréable, quelqu'incommode, quelqu'humiliante même que cette précaution dût paraître à un homme, la jeune femme fit valoir tant de raisons, de caresses et de protestations d'amour et de dévouement que non seulement elle obtint qu'il ne se fachât pas, mais encore qu'il ne retirât pas le cadenas et qu'elle réussit presque à lui faire regarder comme un ornement. Elle fit plus; elle obtint que le cadenas fut déplacé toutes les fois que la peau qu'il traversait paraîtrait altérée. Elle parvint même, chose incroyable, à en placer deux. C'est dans cet état que M. M..., passa 4 ou 5 ans, pendant lesquels il porta un ou deux cadenas appendus au prépuce, et dont sa maîtresse gardait soigneusement la clef.

Est-ce à cette singulière, à cette extraordinaire pratique qu'il fallait attribuer la dégénérescence du prépuce? Pétrot et Dupuytren n'hésitèrent pas à le penser. En effet, le nombre des infibulations, qui ne s'élevaient pas à moins d'une vingtaine, les tractions du prépuce par le poids des cadenas, par les efforts de distension amenés par les érections, paraissent des causes plus que suffisantes pour amener cette dégénération, et ce qui achève de prouver que telle avait été la cause de la maladie de M. M..., c'est qu'à dater de son retour de Portugal, il n'avait cessé d'avoir son prépuce irrité, tuméfié, douloureux.

Il n'y avait pas à hésiter ; l'engorgement du prépuce était cancéreux ou prêt à le devenir. Il fallait enlever cette partie, sous peine de voir se continuer les indispositions de M. M..., ou de le voir périr un jour d'un cancer à la verge. Le prépuce fut enlevé en partie par une sorte de circoncision. En moins de trois semaines la plaie fut conduite à parfaite cicatrice.

OBSERVATION XVII

Épithéliome du prépuce chez un diabétique.

(Claisse et Durrieux, in *Bull. Soc. Anatomique de Paris,* 6e série. Tome 1. Novembre 1899, page 978).

Le malade qui est l'objet de cette observation est âgé de 70 ans, et paraît en excellent état : depuis une dizaine d'années pourtant, ses urines renferment une légère quantité de sucre ; mais ce diabète est fort léger, ne nécessitant pas un changement de régime.

Il y a deux ans, M. Segond lui pratiqua une lithotritie pour un gros calcul phosphatique ; aucun symptôme de calcul vésical n'est apparu depuis.

Vers cette époque, il y a deux ans par conséquent, notre malade remarqua sur son prépuce de petites indurations, un peu gênantes, nullement douloureuses.

Augmentant peu à peu, s'étalant, ces productions finirent par constituer un phimosis induré, et nécessitèrent une incision dorsale du prépuce, pour libérer le gland, il y a trois mois.

Depuis peu de temps, on a constaté un épaississement localisé qui s'ulcère légèrement ; on voit maintenant sur la partie latérale gauche une surface lisse, rougeâtre, ayant environ les dimensions d'une pièce de 2 francs, à contours irréguliers. La plaque qu'elle recouvre a une consistance parcheminée, plus dure au centre ; elle est bien limitée de toutes parts par la peau saine et souple ; elle atteint presque le gland ; elle n'adhère nullement aux plans profonds. C'est, en somme, à peu de chose près, l'aspect d'un chancre induré. Mais les antécédents, l'âge du malade, l'absence complète d'adénopathie firent penser à une dégénérescence cancéreuse.

Le 19 octobre dernier, M. Segond pratiqua la circoncision, dépassant très largement les limites du mal, en haut, passant en bas au ras de la couronne du gland. Sutures à la soie très fine ; plusieurs points doivent traverser le corps spongieux même du gland, pour le réunir à la peau du fourreau de la verge.

Examen histologique. — La peau avoisinant la tumeur est normale, mince. La couche épidermique se transforme brusquement, elle acquiert une épaisseur trois à quatre fois plus considérable, tout en conservant la même structure : cellules pavimenteuses allongées verticalement au niveau du derme, aplaties près de la surface ; elles sont moins bien colorées qu'au niveau de la peau normale ; enfin il existe une légère infiltration de petites cellules rondes. La couche dermique sous-jacente est complètement envahie par ces cellules inflammatoires, mais forme une barrière complète à la couche épidermique ; elle pénètre celle ci par de longs tractus papillaires et délimite de la sorte de gros bourgeons épithéliaux.

Mais en nous rapprochant du centre de la tumeur, ces bourgeons prolifèrent, envahissent et dépassent le derme, formant de longs et épais boyaux ramifiés. La plupart des cellules pavimenteuses y sont augmentées de volume ; on en rencontre de polynucléaires ; enfin on remarque un certain nombre de *globes épidermiques*, les uns petits, d'aspect habituel, les autres plus grands, dont les grandes cellules centrales sont remplacées par un espace rempli en partie de détritus cellulaires.

Du côté du gland, au ras de la section opératoire, la tumeur se termine par l'épaississement épidermique que nous avons d'abord trouvé du côté du fourreau de la verge, mais renfermant quelques globes épidermiques superficiels.

Voilà donc que, chez un diabétique, terrain prédisposé, se développe au niveau du prépuce une dermatite chronique ; elle reste longtemps stationnaire, puis elle s'épaissit, elle s'indure davantage : un nouvel échelon a été franchi ; l'épithélium proliférant sur place est devenu envahissant. Cette évolution nous a paru intéressante.

Nous remarquerons, en outre, le faible retentissement de cet *épithéliome en nappe* du prépuce : l'état général est excellent ; il n'y a pas d'adénopathie ; il n'y a pas d'adhérence aux plans profonds. On est donc en droit d'espérer une guérison durable, peut-être même définitive, après l'intervention.

CONCLUSIONS

Nous pouvons formuler les conclusions suivantes :

D'après l'exposé des faits que nous venons d'énumérer les principales tumeurs du prépuce sont les suivantes : varices des veines, varices lymphatiques, kystes sébacés, kystes dermoïdes congénitaux, végétations, cornes, cancers.

Au point de vue clinique elles se manifestent par des symptômes physiques, très variables suivant que nous avons à faire à des tumeurs bénignes ou à des tumeurs malignes, et par des symptômes fonctionnels. Les uns sont communs aux tumeurs malignes et aux tumeurs bénignes : gène pour le coït dès que la tumeur atteint un certain volume. Cependant dans le cas que nous avons observé à l'Hôpital Bichat dans le service de consultation chirurgicale du docteur M. Péraire, la gêne était nulle ; et le malade, malgré le volume de sa tumeur préputiale pouvait remplir ses devoirs conjugaux. Quant à la douleur, elle est nulle dans toutes les observations de kystes que nous avons citées, elle est nulle aussi en cas de végétations, de cornes, mais elle ne fait jamais défaut dans les différentes sortes de cancer et apparaît dès qu'un kyste sébacé s'enflamme.

Le diagnostic des tumeurs préputiales est facilité par les commémoratifs, par les symptômes physiques et par les symptômes fonctionnels que nous venons d'énumérer. Nous avons d'ailleurs consacré un chapitre spécial au diagnostic différentiel des tumeurs du prépuce.

Quant au pronostic, nous l'avons indiqué au cours de ce travail. Il varie suivant la nature de la tumeur : sans gravité pour les tumeurs bénignes, varices, kystes sébacés, kystes dermoïdes, végétations, il peut devenir grave si ces mêmes tumeurs sont enflammées, et il est toujours très sérieux dans les cas de cancer.

Le traitement doit être l'intervention chirurgicale, c'est-à-dire, l'ablation complète.

BIBLIOGRAPHIE

Testut (L.). Traité d'anatomie humaine, 2e éd. 1894, Paris, t. III.
Tillaux. Traité d'anatomie topographique, Paris 1892, 7e édition.
Demarquay. Maladies chirurgicales du pénis. Paris 1877.
Beau. *Revue médico-chirurgicale*, Paris 1851.
Fano. *Gazette des hôp.*, Paris 1867, t. XL.
John Ashhurst. *Encyclopédie intern. de chirurgie*, t. VII.
Péraire (M). *Bull. de la Soc. Anat. de Paris*, t. XI, fasc. 8, mars-avril 1897.
Bull. de la Soc. Anat. de Paris, 1854.
Deutsche Chirurgie von Luecke und. Billroth, Bd. III, Lf. 50.
Id. Lf. 8.
Lannelongue et Achard. Traité des kystes congénitaux, Paris 1886.
Fochier. *Gaz. med. de Lyon*, 1868, T. VIII.
Bruch. *Alger médical*, 1883.
Chavannaz, *Gazette hebdomadaire de med. et de chirurgie*, 28 avril 1898.
Dardignac. *Archives prov. de chirurgie* 1894, t. III.
Kaufmann. *Deutsche chirurgie von Pitha und Billroth*. Bd III.
Busch. *Lf Petersbürge med. Wœchenschrift*, 1879.
Revue mensuelle des maladies de l'enfance, Paris 1896, T. VIII.
Trecbierg (R.). *Wiener Medezinische Wochenschrift*, 1897, p. 10.
Verneuil. *Bull. de la Soc. Anat. de Paris*, Paris 1857.
Claisse et **Durrieux**. *Bull. Soc. Anat. de Paris 1899*, p. 978.

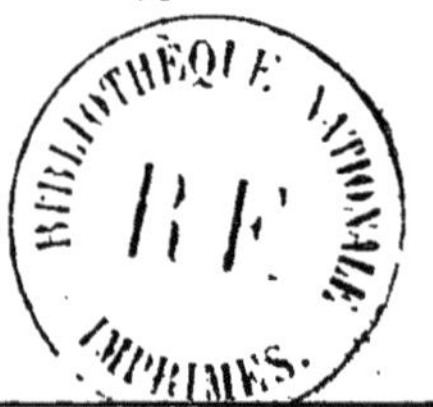

Orléans. — Imp. MORAND, 47, rue Bannier.

www.ingramcontent.com/pod-product-compliance
Ingram Content Group UK Ltd.
Pitfield, Milton Keynes, MK11 3LW, UK
UKHW021148220726
13924UKWH00003B/1059